ETUDE MÉDICO-LÉGALE

SUR LES

CONDITIONS DIVERSES

DANS LESQUELLES PEUT SE PRODUIRE

L'ASPHYXIE PAR LA VAPEUR DU CHARBON

PAR

C. DE VOISINS,
Docteur en médecine de la Faculté de Paris
Médecin-stagiaire au Val-de-Grâce.

PARIS
A. PARENT, IMPRIMEUR DE LA FACULTÉ DE MÉDECINE
31, RUE MONSIEUR-LE-PRINCE, 31

1881

ETUDE MÉDICO-LÉGALE

SUR LES

CONDITIONS DIVERSES

DANS LESQUELLES PEUT SE PRODUIRE

L'ASPHYXIE PAR LA VAPEUR DU CHARBON

PAR

C. DE VOISINS,
Docteur en médecine de la Faculté de Paris.
Médecin-stagiaire au Val-de-Grâce.

PARIS
A. PARENT, IMPRIMEUR DE LA FACULTÉ DE MÉDECINE
31, RUE MONSIEUR-LE-PRINCE, 31

1881

A MON PÈRE ET A MA MÈRE

Hommage de piété filiale.

A MA TANTE EUGENIE SANTIN

(EN RELIGION SŒUR SAINT-VINCENT)

Affection sincère.

A MES PARENTS

A MES AMIS

De Voisins.

A M. LE BARON LARREY

Ancien médecin en chef de l'armée,
Membre de l'Institut (Ac. des sc.) et de lAcadémie de médecine.
Député des Hautes-Pyrénées,
Grand-Officier de la Légion d'honneur, etc., etc.

Témoignage de reconnaissance et de respectueux dévouement.

A M. LE DOCTEUR G. BERGERON

Professeur agrégé à la Faculté de médecine de Paris.

Témoignage de vive reconnaissance.

A M. LE DOCTEUR SÉMELAIGNE

A M. LE DOCTEUR VIGENAUD

Médecin-major au 82e de Ligne.

A MON PRÉSIDENT DE THÈSE

M. LE PROFESSEUR BOUCHARDAT

ÉTUDE MÉDICO-LÉGALE

SUR LES

CONDITIONS DIVERSES

DANS LESQUELLES PEUT SE PRODUIRE

L'ASPHYXIE

PAR LA VAPEUR DU CHARBON

INTRODUCTION

Le charbon et l'oxygène mis en présence l'un de l'autre, dans des conditions de température convenables, donnent naissance à deux gaz : l'acide carbonique et l'oxyde de carbone, dont les proportions relatives varient suivant que l'oxygène est en excès ou au contraire en quantité insuffisante par rapport à la masse du charbon. Dans le premier cas, c'est le composé le plus oxygéné, c'est-à-dire l'acide carbonique, qui se forme ; dans le second, c'est le composé le plus carboné, l'oxyde de carbone. C'est ce que l'expérience démontre.

Cela posé, examinons ce qui se passe lorsqu'on allume, par la partie inférieure, un fourneau rempli de charbon. Dans les couches les plus basses du combustible où le tirage s'effectue avec énergie, l'oxygène de l'air se transforme en acide carbonique au contact du charbon en ignition. Mais dans les couches supérieures où le tirage est moins fort, et par suite l'afflux de l'oxygène moindre, les oxydations sont incomplètes et l'oxyde de carbone seul se produit ; ce gaz se répand d'abord dans l'air sans brûler, refroidi qu'il est par les couches superficielles du charbon qui n'ont pas encore eu le temps de s'échauffer ; mais, à mesure que la combustion devient plus générale, il s'enflamme au contact de l'air en donnant naissance à une flamme bleuâtre pour se transformer en acide carbonique.

Ces deux gaz, auxquels on a donné le nom de *vapeur du charbon*, produisent, lorsqu'ils sont respirés, des effets rapidement mortels. Quoique concourant au même résultat, leur action séparée sur l'économie est bien différente ; l'oxyde de carbone empoisonne, tandis que l'acide carbonique asphyxie. Claude Bernard (1), dans sa onzième leçon sur les effets des substances toxiques et médicamenteuses, s'exprime à ce propos de la manière suivante : « L'oxyde de carbone empoisonne en empêchant le sang artériel de devenir veineux. Il ne l'empêche pas de devenir artériel dans le passage du sang à travers le poumon. Il n'asphyxie donc pas, c'est-à-dire qu'il n'empêche pas d'abord l'oxygène d'être absorbé ; mais quelque indispensable

(1) Page 182.

que soit à la vie la fonction qui artérialise le sang, il faut accorder au moins autant d'importance aux actes intimes de la désartérialisation. Or, ce sont ces deux actes qui sont abolis dans l'empoisonnement par l'oxyde de carbone. »

L'oxyde de carbone s'unit donc intimement aux globules sanguins. Le sang veineux prend sous son influence la teinte rutilante caractéristique du sang artériel. Il paralyse doublement leurs fonctions : d'une part en les privant de la propriété d'emmagasiner de l'oxygène ; de l'autre, en mettant obstacle à leur désoxygénation. Dès lors, les échanges gazeux ne s'accomplissant plus et les vaisseaux ne charriant plus que du sang inerte, les combustions organiques cessent, la vie s'éteint.

Claude Bernard appuie sa théorie sur des expériences concluantes, dont nous donnons ici le résumé et qui démontrent :

1° Que l'oxyde de carbone communique au sang une couleur rutilante ;

2° Qu'il s'oppose à la transformation du sang artériel en sang veineux en mettant obstacle aux échanges gazeux.

Le premier effet a été constaté en faisant respirer à un chien soit de l'air pur, soit de l'air mélangé à une petite quantité d'oxyde de carbone. En ouvrant la veine jugulaire, on voit que le sang qui s'en écoule est noir dans le premier cas et rouge dans le second.

Quant au second point, il a été établi en mêlant du sang avec différents gaz, oxygène, acide carbonique et oxyde de carbone, dans une éprouvette graduée vissée au-dessus d'un tube muni de deux robinets et rempli de mercure. Après un contact suffisamment prolongé, on mesure le volume de gaz et on en apprécie la nature. On reconnaît ainsi que le sang qui a été en contact avec l'oxyde de carbone ne peut plus absorber d'oxygène.

L'analyse spectrale vient d'ailleurs corroborer ces expériences. Si devant la fente d'un spectroscope on place un tube contenant de l'eau mélangée à quelques gouttes de sang intoxiqué, on voit se produire les deux bandes d'absorption du sang artériel irréductibles pa. le sulfhydrate d'ammoniaque.

Un agent capable de faire subir au sang des modifications aussi profondes est un véritable poison, dont les effets doivent être rapidement mortels ; c'est certainement lui qui joue le principal rôle dans l'asphyxie par la vapeur du charbon. L'acide carbonique, en effet, n'empoisonne pas ; il asphyxie mécaniquement en se substituant en totalité à l'oxygène de l'air, Or, pour cela, faut-il qu'il soit respiré en très-grande quantité, ce qui n'est guère le cas dans le suicide par le charbon, avec la précaution que prend le patient de diminuer le tirage en calfeutrant les ouvertures. Ce gaz n'a donc qu'une action secondaire, dont le resultat serait seulement, suivant Cl. Bernard (1), de hater de quelques secondes le moment de la mort. Il résulte en effet des expériences de Leblanc (1), que l'oxyde de carbone est toxique à une dose très minime et qu'un animal peut vivre dans une atmosphère ren-

(1) Cl. Bernard. Loc. cit., p. 212.

(2) In Annales de phys. et de chim., 3ᵉ série, t. V, p. 233.

fermant 25 0/0 d'acide carbonique, tandis qu'il périt très rapidement dans une atmosphère qui ne contient que 1 1/2 0/0 d'oxyde de carbone.

Aussi, le mot *asphyxie* est-il un terme impropre ; on le conserve cependant, parce qu'il est consacré par l'usage ; mais le mot *empoisonnement* est plus justement applicable aux perturbations physiologiques qui surviennent dans l'économie, sous l'influence des vapeurs de charbon.

L'oxyde de carbone est un gaz incolore et inodore. Cette particularité en fait un poison d'autant plus redoutable qu'il ne décèle sa présence par aucun caractère qui puisse être perçu par nos sens.

Ajoutons encore qu'au moment où elles se dégagent du fourneau dans lequel se fait la combustion, les vapeurs de charbon sont plus légères que l'air et plus lourdes que lui, au contraire, quand elles sont refroidies.

Notre intention n'est pas de faire dans ce travail une étude complète de l'asphyxie par la vapeur du charbon. D'autres, plus autorisés que nous, ont décrit d'une manière si exacte et si détaillée les symptômes et les lésions anatomiques de cet empoisonnement, qu'il ne nous reste rien à ajouter à ce sujet.

Prenant un autre coté non moins intéressant de ce vaste sujet, nous nous sommes proposé d'examiner, au point de vue hygiénique et surtout médico-légal les diverses circonstances dans lesquelles cette asphyxie peut se produire. Nous ne nous dissimulons pas les difficultés de ce travail et les obstacles auxquels nos pas viendront se heurter dans une voie que nous n'avons pas coutume de fréquenter. Aussi, nous recommandons-nous à l'extrême bienveillance de nos juges, qui, nous osons l'espérer, daigneront tenir compte de notre inexpérience et de notre bonne volonté.

Nous tenons, avant d'entrer en matière, à exprimer toute notre reconnaissance à M. le Dr G. Bergeron qui nous a inspiré le sujet de notre thèse et nous a aidé de ses conseils.

Qu'il nous soit permis aussi de remercier M. le professeur Bouchardat de l'honneur qu'il a bien voulu nous faire en acceptant la présidence de cette thèse.

DIVISION DU SUJET.

Nous dirons d'abord dans quelles circonstances on observe l'asphyxie, qu'elle soit volontaire ou accidentelle. L'asphyxie volontaire ne nous présentant, au point de vue spécial qui nous occupe, aucun fait nouveau, nous la traiterons plus succinctement que l'asphyxie accidentelle dont l'étude constituera le fond véritable de notre travail.

Nous parlerons d'abord des accidents qui sont dus au mauvais fonctionnement ou à la construction vicieuse des appareils de chauffage dont nous étudierons la disposition et les dangers au point de vue de l'hygiène.

Nous ferons ensuite connaître les cas où la cause de l'asphyxie devient plus obscure et dans lesquels la source du gaz toxique provient de la combustion lente des poutres et des solives.

Enfin, dans un troisième et dernier chapitre, nous étudierons les cas dans lesquels, la source, très éloignée du lieu ou s'est produit l'accident, n'a pu être découverte qu'après une longue enquête de la part du médecin légiste : c'est principalement à cette dernière partie de notre travail que s'appliquent les considérations médico légales.

ASPHYXIE VOLONTAIRE.

Les vapeurs délétères du charbon sont mises à profit dans un but de suicide, rarement dans un but d'homicide. Les annales de la science ne contiennent guère d'exemples de ce mode d'empoisonnement criminel. Comme moyen de suicide, l'asphyxie par la vapeur du charbon est un des plus fréquemment employés en France. Si l'on consulte les statistiques du Dr Morer (1) à ce sujet, on voit qu'il est surtout fréquent à Paris.

L'asphyxie par l'oxyde de carbone est le mode de suicide choisi de préférence par les femmes auxquelles les moyens violents répugnent : « C'est (le charbon), dit M. Lacassagne, le procédé de suicide des nerveux et des délicats, qui ne peuvent se résoudre aux moyens violents et espèrent avec quelques sous de charbon passer doucement de vie à trépas » (2).

Des divers charbons, celui de bois est le seul employé par ces malheureux, soit qu'ils n'attribuent qu'à

(1) Morer. Dusuicide en France, étude statistique (thèse de Paris, 1878).

(2) Lacassagne. Précis de médecine judiciaire, 1878, p. 343.

cette variété les propriétés malsaines indispensables à l'exécution de leur dessein, soit qu'ils la sachent plus propre que toute autre à produire des effets rapidement mortels. Quoi qu'il en soit lorsque sa fatale résolution est prise, le patient, après avoir disposé au milieu de sa chambre le réchaud rempli de charbon, prend ordinairement la précaution de calfeutrer les diverses ouvertures, portes et fenêtres, etc., de la chambre. Il emploie pour cela du papier, des morceaux d'étoffe, de l'étoupe, du linge, etc., et comble avec ces objets les fissures, les fentes qui pourraient donner issue aux vapeurs délétères.

La clôture de la pièce est-elle nécessaire? Nous trouvons reproduit dans Devergie (1) un cas fort remarquable d'asphyxie cité par Ollivier d'Angers dans son rapport relatif à l'affaire de la fille Ferrand, et qui semble prouver que la clôture n'est pas une condition indispensable.

Obs. I. — Au mois de janvier 1835, M. C..., marchand de nouveautés, rue ..., se couche après avoir fermé le tuyau du poêle de sa chambre; ce poêle avait été chauffé avec un mélange de bois et de coke. La chambre, située à l'entresol et immédiatement au-dessus du magasin, communiquait avec ce dernier par une ouverture de plus de deux pieds carrés à laquelle aboutissait l'escalier tournant par où l'on montait du magasin à la chambre à coucher. Le lendemain matin on frappe inutilement à la porte du

(1) Devergie. Médecine légale théorique et pratique, 3e éd., t. III, p. 140.

magasin. A l'aide d'une échelle, on pénètre dans la chambre par la croisée qu'on trouva incomplètement fermée dans sa partie inférieure. M. C... était couché dans l'attitude d'un homme qui dort profondément. Le corps était déjà froid. Le poêle était rempli en partie de coke et de charbon incomplètement consumés. On trouva après la mort tous les caractères de l'asphyxie.

Ainsi dans cette circonstance, malgré la clôture imparfaite de la croisée et la large communication de l'air du magasin avec celui de la chambre à coucher par la cage de l'escalier, l'atmophère de cette chambre avait été suffisamment viciée par les gaz résultant de la combustion du coke pour déterminer promptement la mort.

Les positions que prennent les malheureux pour attendre la mort sont variées. Les uns se couchent sur leur lit, d'autres sur le parquet. D'autre encore s'asseyent sur un fauteuil ou une chaise. On les retrouve ordinairement dans la position qu'ils avaient prise pendant leur funèbre opération. En effet, la vapeur du charbon amène rapidement une sorte d'ivresse accompagnée d'engourdissement général, de parésie qui mettent les victimes dans l'impossibilité de se soustraire à l'influence pernicieuse du gaz toxique.

Nous n'avons pas à faire ici le tableau des symptômes de l'asphyxie qui sont décrits d'une manière très complète par les médecins légistes. On trouve dans tous les auteurs classiques l'observation prise sur lui-même par un jeune ouvrier, nommé Déal, qui s'asphyxia par la vapeur du charbon et décrivit de dix minutes en dix minutes les sensations qu'il éprouva. L'agonie de ces malheureux paraît être très douloureuse. C'est du moins ce qu'on observe chez les animaux qu'on soumet aux émanations du charbon. Quelques auteurs cependant prétendent qu'elle est accompagnée d'un plaisir inexprimable qui force les individus à rester exposés à l'influence toxique.

La science compte quelques cas de double suicide. Lorsque l'un des deux individus survit, une question médico-légale vient se poser : Le suicide ne cache-t-il pas un homicide ? Dans ce cas, le fourneau aurait été allumé pendant le sommeil de la victime et le simulateur se serait exposé aux vapeurs délétères juste le temps qu'il eût jugé nécessaire pour faire croire à un double suicide convenu d'avance. La solution de la question est difficile. Rationnellement, deux personnes s'exposant au même poison et le respirant à dose égale doivent présenter des symptômes équivalents. Mais il faut tenir compte de l'âge, du sexe, de la constitution des deux individus, de la situation respective qu'occupait chacun d'eux dans la chambre. Sans aucun doute, dans le suicide double, l'un d'eux peut échapper à la mort, mais les accidents qu'il éprouve sont forcément graves. Cette circonstance, qui ne se rencontre pas dans le cas de simulation, met l'expert sur la voie de la vérité.

ASPHYXIE ACCIDENTELLE.

L'asphyxie accidentelle par la vapeur du charbon est beaucoup plus fréquente qu'on ne le croit au premier abord. Les annales de la science abondent d'exemples de ce genre, et il ne se passe pas d'année que l'on n'ait à déplorer la mort de nombreuses personnes qui, soit par incurie, soit par maladresse, soit encore par suite d'une disposition vicieuse de leurs appareils de chauffage, ont été victimes de ce terrible accident. Une cheminée dont le tirage se fait défectueusement, un poêle dont on a fermé imprudemment la clef, l'abouchement de deux tuyaux de cheminées, l'adossement d'une poutre à un foyer qui s'échauffe peu à peu et finit par l'embraser : telles sont les causes les plus ordinaires de cette asphyxie. Il n'est pas jusqu'à la simple chaufferette, qui n'ait quelquefois donné lieu à des accidents très sérieux. Les maux de tête, les malaises qu'éprouvent les personnes habituées à se servir en hiver du brasero, ne doivent être attribués qu'à l'action nocive de l'oxyde de carbone ; de même, les troubles nerveux, les désordres cérébraux qui surviennent chez les gens exposés par leur profession aux émanations du charbon, ne reconnaissent-ils pas d'autre cause. Rien n'est plus varié que les circonstances qui peuvent faire naître cet accident. Rien n'est en même temps plus complexe. Aussi la tâche du médecin légiste, appelé à donner son avis en pareil cas, est-elle très délicate. Un homme est trouvé mort dans son lit ; l'autopsie révèle les lésions caractéristiques de l'empoisonnement par l'oxyde de carbone. La mort est-elle le résultat d'un suicide, d'un homicide ou d'un accident ? En admettant que les deux premières suppositions soient impossibles, il reste à déterminer la cause de l'accident. Le plus souvent, l'expert se trouve placé en face d'une question difficile, d'un véritable problème quelquefois, dont les solutions sont excessivement nombreuses. Nous allons les examiner successivement à propos des divers modes de chauffage.

I

DU CHAUFFAGE. — ASPHYXIE CAUSÉE PAR LES APPAREILS DE CHAUFFAGE.

Envisagée au point de vue médico-légal, la question de chauffage nous présente à étudier : 1° les combustibles ; 2° les appareils de chauffage.

Combustibles. — Les combustibles employés comme agents producteurs de la chaleur sont à l'état solide et à l'état gazeux. Les premiers seuls doivent nous occuper ici. Ce sont, pour ne citer que les plus communs : 1° dans le règne végétal, le bois et son charbon ; 2° dans le règne minéral, la tourbe, la houille et le résidu de sa distillation, le coke.

Le *bois*, quand il est sec, brûle avec une flamme vive et claire ; il s'enflamme plus difficilement et laisse dégager une fumée épaisse, quand il est humide. Les produits de la combustion du bois sont de l'eau et de l'acide carbonique, lorsque cette combustion est complète ; mais il est rare qu'il en soit ainsi dans la pratique journalière. Dans les points du foyer où la combustion est ralentie, il se fait un dégagement de vapeur d'eau, d'acide acétique et de produits empyreumatiques, en même temps qu'il se forme une petite quantité d'oxyde de carbone. La proportion de ce gaz devient cependant très considérable lorsque la combustion du bois se fait insensiblement à l'abri du contact de l'air.

Le *charbon de bois* brûle assez facilement avec une flamme bleuâtre. Comme pour le bois, sa combustion n'est pas pratiquement assez parfaite pour ne donner que de l'acide carbonique ; elle s'accompagne d'un faible dégagement d'hydrogène carboné et de la production d'une très grande quantité d'oxyde de carbone. Lorsque le charbon de bois a été complètement calciné, puis éteint dans un étouffoir, il forme la *braise*. La braise est le combustible qui fournit la plus grande proportion d'oxyde de carbone.

La *tourbe* est un intermédiaire entre les combustibles végétaux et les combustibles minéraux. Elle donne une fumée épaisse, suffocante. Les produits de sa combustion sont, à peu de chose près, les mêmes que ceux du bois. Elle fournit un charbon qui brûle difficilement et qui a une certaine analogie avec le charbon de bois.

La *houille* donne, outre les produits signalés pour le bois, une huile empyreumatique dont l'odeur est suffocante, ainsi que des sulfures d'hydrogène et de l'acide sulfureux, lorsqu'elle renferme des pyrites.

Le *coke* brûle sans flamme et sans fumée. Les produits de sa combustion sont l'acide carbonique et l'oxyde de carbone.

Mentionnons encore le charbon dit *de Paris* constitué par des débris de charbon de bois agglutinés à l'aide de matières goudronneuses. Ce charbon brûle très lentement. Sa combustion fournit une proportion considérable de gaz oxyde de carbone.

Appareils de chauffage. — La chaleur peut être distribuée de diverses manières : 1° Par rayonnement direct du foyer. 2° Par rayonnement indirect des parois de ce foyer. 3° Par échauffement de l'air.

Au premier mode appartiennent les foyer découverts (braseros, chaufferettes, etc.), et les cheminées. Au deuxième, les diverses variétés de poêles ; au troisième, les calorifères.

Braseros, chaufferettes, etc. — Accidents consécutifs à leur emploi. — Les braseros, véritable reproduction du trépied grec et du foculus romain, ne sont guère plus employés que dans les pays méridionaux, en Italie, en Espagne et dans le midi de la France. C'est ainsi qu'à Marseille, à Montpellier, à Toulouse, beaucoup de commerçants se servent pour chauffer leur magasin, d'un bassin en cuivre placé sur un trépied circulaire, à peine haut d'un décimètre : cette variété de brasero porte le nom de brasière.

Les Italiens emploient une sorte de grande chaufferette métallique à anse, affectant ordinairement la forme d'une corbeille dans laquelle ils font brûler du charbon de bois ou de la braise. Quoique spécial au midi, le *focone* n'est pas entièrement inconnu dans le nord de la France. Le *gueux* des marchandes à la Halle en est une copie grossière.

Ces appareils constituent un mode de chauffage déplorable. Cette manière de brûler le charbon dans l'intérieur d'un appartement, sans lui ménager d'issue au dehors, peut déterminer des accidents très graves et quelquefois même mortels, comme le prouvent les deux faits suivants rapportés par Chevallier (1).

Obs. I. — Les deux fils de M. D..., blanchisseur à Fives (Nord), l'un, âgé de 22 ans, l'autre de 12, couchent dans la même pièce, où pour maintenir de la chaleur pendant la nuit, ils ont transporté, avant de se coucher, un vase appelé *éteinte*, dans lequel on venait de verser des cendres brûlantes et des charbons retirés du four à cuire le pain. Les imprudents, après s'être ensuite enfermés, se sont mis au lit pour ne plus se relever.

Le lendemain ne voyant pas leurs enfants, les parents sont allés dans leur chambre et se sont enfuis épouvantés à la vue des deux cadavres qu'ils y ont trouvés. Il a fallu qu'un voisin obligeant s'assurât lui-même par la rigidité des corps qu'il n'y avait plus de remède et que la mort remontait déjà à plusieurs heures.

Obs. II. — Chez un propriétaire de Bassens, le domestique qui couchait dans une chambre sans cheminée eut l'idée d'y apporter un soir un réchaud plein de cendres chaudes contenant quelques braises. Le lendemain, le maitre de la maison, ne voyant plus paraître son domestique à l'heure accoutumée, monte dans sa chambre et le trouve mort dans son lit. La chambre trop hermétiquement fermée n'avait pas

(1) Accidents déterminés par les gaz provenant de la combustion du bois et du charbon, in Ann. d'hyg. et de méd. lég., 2e série, 1864, t. 22, p. 62.

donné passag à l'air extérieeur et l'asphyxie s'en était suivie.

La *chauffrette*, que l'on alimente avec du poussier de charbon, n'est autre chose qu'un petit brasero. Aussi en offre-t-elle tous les dangers. Nous avons connu une personne qui fut très gravement incommodée un jour par les émanations délétères de ce petit appareil de chauffage.

Cheminées. Leurs dangers.— Les cheminées actuelles se composent d'un foyer dans lequel est brûlé le combustible et d'un conduit destiné à rejeter au dehors les produits de la combustion. La forme et la disposition du foyer et du conduit sont très variées. Dans la cheminée de Rumfort, qui est la plus répandue, l'âtre est adossé au mur; un corps de maçonnerie qui fait saillie dans la pièce en constitue les faces latérales et supérieures. Celles-ci offrent une disposition inclinée du côté qui regarde le foyer de manière à augmenter le rayonnement. La fumée s'engage dans une gorge oblique avant d'arriver au tuyau proprement dit; ce tuyau est ou creusé dans l'épaisseur de la muraille ou adossé à elle; dans ce dernier cas il est construit en briques.

Les cheminées peuvent être alimentées avec tous les combustibles dont nous avons parlé plus haut. On peut y brûler indifféremment du bois, de la houille, du coke, etc. On ajoute seulement une grille pour la combustion des charbons.

Les accidents causés par ce mode de chauffage tiennent ou bien à un défaut de tirage, ou bien à une construction vicieuse de l'appareil. Le tirage est une des conditions indispensables au bon fonctionnement d'une cheminée ; c'est aussi une nécessité hygiénique. Lorsque le tirage s'effectue bien, les gaz contenus dans la cheminée, plus chauds et plus légers que l'air ambiant, tendent à s'élever et appellent à leur place une nouvelle colonne d'air ; cette nouvelle colonne d'air alimente la combustion, s'échauffe et s'échappe à son tour par le conduit de fumée. Que le tirage s'effectue mal, les gaz de la combustion, au lieu de s'écouler par l'ouverture supérieure des tuyaux, sortiront par le bas de la cheminée et viendront se répandre dans la pièce ; la cheminée fumera, comme on le dit vulgairement.

Les causes qui peuvent faire fumer une cheminée sont nombreuses. Les unes sont inhérentes à la cheminée elle-même ; ainsi, si le foyer est trop avancé dans la pièce, la fumée, tendant à s'élever suivant la verticale, se répandra dans l'appartement toutes les fois que le tirage ne sera pas suffisamment actif pour l'entraîner dans la direction de la ligne oblique qui conduit au tuyau. De plus, l'activité du tirage étant proportionnée à la hauteur du conduit, une cheminée à tuyau peu élevé est toujours plus sujette à fumer que les autres ; le même résultat se produit avec les tuyaux à large section qui mettent beaucoup de temps à s'échauffer. Les coudes, les inflexions, les variations du diamètre du conduit de fumée sont toutes choses qui diminuent la vitesse de l'écoulement de l'air et qui sont nuisibles au tirage. L'abouchement de deux conduits constitue un inconvénient très sérieux dont nous aurons l'occasion de parler plus loin. Cette disposition, que l'on retrouve fréquemment dans les maisons anciennes, et qui est reconnaissable aux traces noires que laissent les conduits de fumée sur les murs mitoyens des maisons en démolition, est complètement interdite à Paris par l'ordonnance de police du 23 novembre 1835.

Parmi les causes extérieures il faut citer les variations atmosphériques, qui influent puissamment sur le tirage des cheminées. Le vent est une des causes les plus fréquentes de fumée; il agit par sa force et par sa direction. L'intensité du tirage diminue avec l'abaissement de la pression barométrique.

Lorsque plusieurs cheminées sont en activité dans un appartement, et que les portes de communication entre les différentes pièces sont ouvertes, il arrive habituellement qu'une cheminée (celle dont le tirage est le plus fort) fait fumer toutes les autres. Cela tient à ce que l'appel produit par cette cheminée fait affluer l'air par les conduits des autres; ce courant descendant entraîne dans sa marche les gaz provenant de la combustion.

Il peut arriver aussi que le conduit de fumée présente des fissures, des crevasses résultant d'un tassement de la construction. Ces crevasses, masquées qu'elles sont par des tentures, des lambris, des glaces, laissent échapper dans l'appartement les vapeurs délétères, et deviennent une cause de dangers pour les habitants.

Il résulte de ce que nous venons de dire que les cheminées peuvent occasionner des accidents lorsqu'il se fait un reflux des produits de la combustion dans la pièce. Les causes de ce reflux sont ou bien un tirage défectueux, ou bien un vice de construction de l'appareil. Ces accidents ne sont guère à craindre avec les feux de bois, pour deux raisons : d'abord parce que la combustion du bois s'accompagne d'un dégagement très faible d'oxyde de carbone; en second lieu, parce que la présence de la fumée dans la pièce en rend le séjour impossible; on peut en dire autant pour les feux de charbon, alors que la combustion commence à s'opérer et que la fumée se produit en abondance. Mais, en revanche, l'asphyxie est très possible avec la houille et le coke, lorsque ces combustibles sont complètement embrasés et qu'ils ne font plus de fumée. Débarrassé d'un inconvénient qui l'avait forcé à quitter la pièce ou à ouvrir les fenêtres pour échapper à la suffocation, le malheureux habitant se calfeutre dans sa chambre et respire inconsciemment les gaz toxiques. Là où finit le désagrément commence le danger.

Poêles. Accidents qu'ils produisent. — Le poêle, tel qu'il est construit en France, est composé d'une enveloppe métallique ou en porcelaine qui constitue le foyer de l'appareil, et d'un tuyau de dégagement qui se rend soit directement à l'extérieur, soit dans le coffre d'une cheminée, après avoir parcouru dans la pièce des circuits plus ou moins étendus. Les poêles peuvent être chauffés avec tous les combustibles.

De forme et de construction fort diverses, les poêles présentent, au point de vue hygiénique, des inconvénients multiples dont le principal est le déversement dans l'air des gaz provenant de la combustion. Ce déversement, faible avec les poêles de faïence, considérable avec des poêles de fonte, se fait de diverses manières et s'exagère dans certaines conditions que nous allons étudier.

Dans l'hiver de 1860 se déclara pour la première fois, dans la Haute-Savoie, une singulière épidémie qui offrait une certaine analogie avec la fièvre typhoïde, mais qui s'en distinguait par quelques particularités remarquables. Elle cessa aux approches du printemps pour se montrer de nouveau au commencement de l'hiver suivant, cela pendant plusieurs années de suite. Elle se montrait toujours dans les mêmes cantons. Un chirurgien de l'Hôtel-Dieu de Chambéry, M. le Dr Carret, frappé de ces singularités, essaya d'en découvrir la nature. Il avait remarqué que l'apparition de l'épidémie coïncidait avec l'introduction en Savoie de l'usage des poêles de fonte destinés à chauffer les habitations et à préparer les aliments; que ses débuts avaient lieu aux approches de l'hiver; qu'elle attaquait plus fortement et en plus grand nombre les vieillards, les enfants et les femmes, que le froid et leurs occupations retiennent au logis; qu'elle était inconnue dans les cantons où l'usage des poêles de fonte n'avait pas pénétré, et que même dans les localités frappées elle épargnait les ménages qui employaient un autre système de chauffage, comme les cheminées, les calorifères et les poêles de faïence. M. Carret crut reconnaître la cause du mal dans l'emploi dee poêles de fonte. Selon lui, le gaz oxyde de carbone aurait la propriété de passer à travers la fonte échauffée, de transpirer pour ainsi dire à travers les pores de ce métal. Dans un rapport qu'il présenta à l'Académie de médecine en 1867, et dans lequel il consignait le résultat de nombreuses observations, il s'efforça de prouver que les épidémies d'hiver en Savoie ne participent point de la nature de la fièvre typhoïde. Il les définit : une intoxication plus ou moins lente de l'économie par le gaz oxyde de carbone qui s'exhale de la fonte chauffée à blanc. Parmi les observations qui servent de base à sa théorie, l'auteur cite celle d'un homme qui exerçait la profession de tailleur, et qui passait par des alternatives de maladie et de santé selon qu'il se tenait dans une pièce chauffée par un poêle de fonte ou dans une pièce chauffée par une cheminée. Cet individu, restant indocile à tout avertissement et persistant à conserver son poéle de fonte, finit par mourir d'une congestion cérébrale.

M. Carret voulut contrôler par une observation faite sur lui même le rapport qu'il supposait devoir exister entre la maladie épidémique qui sévissait dans la Haute-Savoie et le genre de chauffage usité dans ce pays. Il s'enferma dans une chambre fortement chauffée par un poêle de fonte, et ne tarda pas à éprouver les mêmes symptômes qu'il constatait chez ses malades, à savoir : céphalalgie, sensation de constriction aux tempes, accélération des battements du cœur, nausées. Le lendemain, il resta pendant deux heures dans la même chambre chauffée par un poêle en tôle de fer, et n'éprouva aucune sensation pénible.

Pour admettre le passage de l'oxyde de carbone à travers la fonte, M. Carret s'appuyait sur des expériences faites en 1863 par MM. Sainte-Claire Deville et Troost : ayant chauffé au rouge un poêle de salle de garde, ces chimistes constatèrent, à l'aide d'un appareil ingénieux destiné à révéler l'oxyde de carbone dans l'air des galeries de mines houillières, la présence de ce gaz dans la pièce où ils expérimentaient. La production de l'oxyde de carbone avec les poêles de fonte est-elle due réellement à une filtration du gaz au travers du métal ou bien, comme le veut M. Regnault, à la destruction par les plaques de fer rougies des poussières organiques qui flottent dans l'atmosphère, et qui, venant se brûler sur cette surface incandescente, répandent dans l'air de l'oxyde de carbone et de l'acide carbonique ? C'est ce qu'il ne nous appartient pas de discuter. Dans tous les cas, la fonte, lorsqu'elle est portée au rouge, décompose l'acide carbonique naturellement contenu dans l'air de la salle où se fait la combustion et celui qui provient de la respiration des personnes qu'elle renferme. Cet acide carbonique abandonne une partie de son oxygène au métal, et se transforme en oxyde de carbone. La facilité avec laquelle les parois de ces poêles rougissent, explique le malaise constant qu'on ressent dans une pièce chauffée de cette manière, quand on ne prend pas la précaution de la ventiler de temps à autre, et donne la raison des accidents qui peuvent résulter d'un séjour trop prolongé dans cette atmosphère viciée.

Les tuyaux des poêles sont habituellement munis d'un registre qui sert à modérer l'activité du tirage. Ce registre, que l'on manœuvre avec une clef extérieure est constitué par une plaque de tôle circulaire pouvant obturer complètement la lumière du tunnel. Lorsqu'il est fermé, il intercepte complètement la circulation des gaz qui résultent de la combustion. Ces gaz se répandent alors dans la pièce à travers les fissures ou clôtures incomplètes que présente le foyer. Or, d'après un préjugé vulgaire, on conserve la chaleur en fermant la clef des poêles. Aussi, à la fin de la soirée, lorsque le poêle ne contient plus que du combustible embrasé, on ferme la clef et on se couche, sans se douter qu'on a dans sa chambre un véritabla brasero et qu'on est exposé à un danger terrible. Comme cette croyance popularisée est très répandue, il paraît surprenant que les accidents de ce genre ne soient pas plus fréquents. La cause en est facile à trouver : les disques de tôle qui forment la clef du poêle sont ordinairement fort mal faits cachés qu'ils sont aux yeux de l'acheteur. Ils n'obturent jamais complètement le conduit de fumée, de sorte que, même lorsque leur surface est perpendiculaire à l'axe du tuyau, le tirage peut encore se faire et entraîner au dehors les gaz délétères. C'est à cette circonstance que beaucoup de gens doivent la vie. Néanmoins, il peut se trouver des clefs bien faites et les exemples d'accidents mortels survenus dans ces conditions sont nombreux.

Aussi le médecin légiste doit-il d'abord songer à la possibilite d'une asphyxie par la vapeur du charbon, lorsque la chambre dans laquelle se trouve le cadavre est chauffée par un poêle, et constater si la clef en est, ou non, fermée.

Les *cheminées-poêles*, dites *cheminées à la prus-*

sienne, étant comme les poêles ordinaires munies d'une clef, présentent les mêmes inconvénients et les mêmes dangers.

Calorifères à air. — Ces appareils se composent d'une vaste chambre à air, au milieu de laquelle est le foyer. Les tuyaux qui conduisent dans la cheminée les produits de la combustion de ce foyer se replient plusieurs fois sur eux-mêmes, à l'intérieur de la chambre à air, et échauffent considérablement cet espace. Cette chambre est en communication d'une part avec une série de conduits en briques, qui amènent l'air, quand il est échauffé, dans les différentes pièces de la maison où ils viennent s'ouvrir en constituant les *bouches de chaleur*. Ces appareils sont ordinairement situés dans la cave de la maison.

Supposons, et le cas est très possible, que les canaux de circulation d'un de ces calorifères présentent des fissures, ou bien que les différentes pièces qui les composent soient mal jointes. Le gaz oxyde de carbone qui résulte de la combustion filtrera à travers ces interstices, viendra se mélanger au courant d'air chaud et sortira avec lui par les bouches de chaleur pour se répandre dans les appartements chauffés. Le danger est d'autant plus sérieux que ce calorifère, étant destiné à chauffer toutes les chambres d'une maison, peut faire de nombreuses victimes.

Nous ne terminerons pas ce chapitre, sans avoir signalé les inconvénients des poêles roulants, fort en vogue, en ce moment, à Paris. Ces petits appareils, dont on a fait des modèles fort divers, sont montés sur des roulettes, et sont pourvus ou non d'un tuyau de dégagement. Les premiers, dits *calorifères*, sont chauffés au moyen de la braise. Ils fonctionnent comme les braseros dont ils présentent tous les dangers. Les seconds, appelés *poêles mobiles*, consistent en un corps de poêle muni d'une ouverture supérieure par laquelle est introduit le combustible et dont l'obturation est produite par divers moyens, et d'un tuyau de dégagement muni d'une clef. Le tirage, lorsque le poêle est en activité, est assuré par l'introduction de ce tuyau sous le rideau de la cheminée. Parmi ces derniers, le poêle *américain*, d'une construction fort ingénieuse au point de vue économique, mais en revanche très insalubre mérite de fixer notre attention. Nous le prendrons comme un type de ces divers appareils.

Le poêle *américain* consiste en un cylindre à double enveloppe. L'intérieure est destiné à contenir le combustible. C'est du coke divisé en petits fragments. L'extérieure, communicant par le haut avec la première, laisse descendre les gaz résultant de la combustion et les conduit dans le tuyau de dégagement qui est annexé à la partie inférieure de l'appareil. On charge ce poêle par la partie supérieure. A cet effet, une ouverture se trouve ménagée en haut du cylindre. On la bouche avec un couvercle pesant, qui s'enfonce dans une rainure pleine de sable fin destiné à intercepter toute communication entre l'intérieur de l'appareil et l'air ambiant. Ce poêle est allumé à la partie inférieure avec du charbon de bois incandescent.

Lorsque l'appareil est en activité, les gaz produits par la combustion, traversent la colonne de coke et redescendent entre les deux enveloppes pour gagner le tuyau de sortie, qui a été mis en communication avec une cheminée ordinaire d'appartement. Ces gaz s'échappant avec lenteur, le tirage est très faible, la combustion très ralentie, et la plus grande partie de la chaleur produite est utilisée.

Voilà en quoi réside l'économie de cet appareil qui dépense quelques sous seulement de combustible par jour. Mais d'un autre côté ce poêle expose à des dangers très grands. Il se produit avec ce genre de chauffage un dégagement considérable d'oxyde de carbone. A la quantité de ce gaz qui résulte de la combustion s'ajoute celle qui provient de la décomposition de l'acide carbonique par le charbon porté au rouge sombre; cela fait un rendement double de gaz toxique dont la totalité ne peut être entraînée par le conduit de fumée, à cause de la faiblesse du tirage et dont une partie se répand dans la pièce. En effet le sable n'est pas un moyen sûr d'empêcher le gaz de sortir de l'appareil. Ce mode d'obturation suffisant au moment où le poêle est nouvellement installé devient bientôt inefficace parce que chaque fois qu'on enlève le couvercle on entraîne avec lui une portion de sable dont la quantité finit par devenir insuffisante. De plus le tirage, par suite de variations atmosphériques, peut se trouver renversé et il suffit que pendant un temps très court la cheminée refoule au lieu d'aspirer pour que de graves phénomènes d'intoxication se produisent sous l'influence des gaz ramenés dans la pièce. Les manœuvres imprudentes de la clef de ce poêle sont encore une autre cause de dangers.

Le Dr H. de Boyer (1) dans une communication à la Société clinique sur le danger des poêles mobiles et des braseros et sur les accidents asphyxiques qui peuvent résulter de leur emploi, rapporte, entre autres cas, deux observations très intéressantes d'asphyxie survenue à la suite de l'emploi de ce mode de chauffage.

Obs. III. — *Asphyxie grave survenue chez deux personnes, avec perte de connaissance ; mort apparente et anémie grave consécutive chez l'une d'elles.* — Pendant la période de froid de l'hiver dernier, les deux jeunes filles de Mme F..., l'une âgée de 18 ans, l'autre de 22, habitaient une chambre dans laquelle il était difficile de faire du feu. Un soir, en remontant d'auprès leur mère et de leur magasin, ces deux demoiselles eurent l'idée de faire monter leur poêle dans la chambre où elles couchaient toutes deux. Elles se mirent au lit après avoir activé le feu de leur appareil et fermèrent hermétiquement la porte de communication qui reliait leur chambre à l'appartement de leurs parents. Au milieu de la nuit, la plus jeune des filles se réveilla avec un mal de tête atroce, mais elle craignit de réveiller sa sœur, se rendormit, et bientôt toutes deux perdaient complètement connaissance. Le lendemain matin, le père de ces demoiselles ne les voyant pas descendre de bonne heure comme d'habitude, eut l'heureuse idée de pénétrer dans leur chambre. Il trouva ses deux filles sans connaissance, l'une d'elles

(1) Séance du 21 octobre 1880. communication du Dr H. de Boyer (France médicale, 25 novembre 1880).

déjà livide et froide. Il fallut un temps considérable pour rappeler cette dernière à la vie. On parvint heureusement, grâce aux soins d'un médecin qui habitait la maison, à rétablir le jeu des fonctions respiratoires. Je fus appelé dans la journée, et constatai l'état de faiblesse et d'anémie profonde qui suivit cette intoxication.

Il fallut plusieurs mois pour rétablir une de ces jeunes filles et toutes deux conservèrent longtemps un teint cireux, des névralgies et des troubles menstruels qui témoignaient de l'intensité de l'intoxication oxy-carbonique.

Obs. IV. — *Asphyxie survenue après l'emploi du poêle mobile.* — Une dame de mes amies Mme V..., avait chez elle pour quelques jours sa sœur, d'un certain âge, jouissant d'une bonne santé habituelle. Mme V... avait un poêle mobile l'hiver dernier ; elle s'en servait sans accidents ; elle habite du reste une propriété aux environs de Paris, entourée d'un grand jardin et la disposition de la maison permet une aération facile. La sœur de Mme V... prit un jour le poêle mobile dans une pièce où quelque ouvrage d'aiguille l'occupait une après-midi. Elle fut prise, après plusieurs heures, d'une céphalalgie opiniâtre, de vomissements, enfin d'une syncope qui se produisit heureusement en dehors de la pièce où le poêle était resté. Je ne sais si quelque imprudence avait été commise dans le maniement du poêle ; toujours est-il que ces accidents cessent une fois le poêle relégué dans un vestibule, et que la santé de cette dame dont j'ai des nouvelles récentes n'a jamais été altérée depuis.

M. Boutmy cite aussi (1) des observations fort remarquables de ce genre dont la relation nous entraînerait trop loin. Ces accidents sont d'ailleurs malheureusement trop fréquents. Tout récemment encore l'emploi du poêle mobile coûtait la vie à deux jeunes filles appartenant à des familles très honorablement connues à Paris.

Les feuilles publiques ne citent du reste le plus souvent que les cas suivis de mort. Combien d'autres accidents plus ou moins graves sont méconnus et ignorés qui n'ont d'autre cause que l'insalubrité de ce mode de chauffage !

II

ASPHYXIE PAR LA CARBONISATION DES POUTRES.

Parmi les causes si diverses de l'asphyxie accidentelle par les vapeurs du charbon, l'une des plus curieuses est sans contredit la combustion lente des poutres et des solives. Dans ce genre de combustion il se produit une quantité très considérable d'oxyde de carbone, due d'une part au peu d'apport d'oxygène, d'autre part aux modifications que le temps a apportées dans la texture du bois de construction. Certaines variétés de ces bois, en effet, par suite de la dessicca-

(1) Boutmy, « Le poêle américain et ses dangers. » Annales d'hyg. publ. et de méd. lég. (n° 18, 3e série, juin 1880, p. 481).

tion, offrent après un temps plus ou moins long une certaine analogie avec l'amadou. Ils peuvent, comme cette substance, brûler sans flamme, surtout si l'air nécessaire à leur combustion n'arrive que peu à peu et en petite quantité. Or c'est le cas des poutres et des solives qui sont enclavées dans de la menue maçonnerie. Ces poutres prennent feu ordinairement au voisinage d'une cheminée au contact de laquelle elles s'échauffent graduellement. Les produits de la combustion peuvent dans ce cas pénétrer par les interstices du plancher et causer des accidents qui, au lieu d'être subits et éclatants comme ceux qui résultent de l'emploi de mauvais appareils de chauffage, ont une durée généralement très longue. C'est la forme chronique de l'asphyxie par le charbon ; cette chronicité tient à la lenteur et à la persistance du dégagement d'oxyde de carbone dans la pièce habitée, conditions qui résultent de la longue durée de ce mode de combustion. En somme l'oxyde de carbone est inspiré d'une manière continue, mais seulement en très petite quantité à la fois. Les symptômes de cette asphyxie n'ont rien de caractéristique. Ils sont communs à un grand nombre d'affections bien différentes. Le malade ressent des maux de tête violents ; il a des vertiges, de l'inappétence, etc.

Le diagnostic est très difficile, impossible même, à moins que le hasard vienne mettre le médecin légiste sur la découverte de la source du gaz toxiqne. Aussi, les victimes de cet accident sont-elles parfois nombreuses dans une même habitation. C'est le cas qui s'est produit dans une petite ville de l'Odenwald et qui est rapporté par Henke dans les Annales de médecine politique (1830) (1).

14 personnes habitant une même maison furent plus ou moins gravement incommodées sans qu'on pût soupçonner la cause de leur indisposition. Un domestique ayant par hasard appliqué la main sur la muraille, la trouva excessivement chaude. On fit venir des ouvriers et l'on découvrit qu'un des murs et le plafond de la cuisine étaient en incandescence. On trouva de plus, complètement carbonisée, toute la charpente d'une partie du logis qui était commune à l'appartement des malades et à la cuisine. En continuant les fouilles, on trouva réduites à l'état de charbon des poutres qui cependant étaient recouvertes d'une couche de terre glaise.

Tel est encore le cas suivant rapporté par Devergie.

Obs. V (résumée). — Le 3 décembre 1834, Dumesnil, cocher de M. le duc de M... est trouvé mort dans sa chambre. Un autre domestique est trouvé sans connaissance, qui revient à lui après des soins empressés Les chambres de ces deux hommes sont remplies d'une fumée épaisse et suffocante.

La plupart des gens de la maison du duc éprou-

(1) Cité par Devergie. Ann. d'hyg. et de méd. légale 1re série, 1835, t. XIII, p. 448.

(2) Consultation médico-légale à l'occasion d'un cas d'asphyxie par la carbonisation des poutres, par Devergie. Ann. d'hyg. et de méd. légale, 1re série, 1835, t. XIII, p. 442.

vaient depuis plusieurs jours des maux de tête en s'éveillant et sentaient dans leur chambre l'odeur de la vapeur du charbon.

Le commissaire de police et les deux médecins qui furent appelés constatent, en entrant dans la pièce, l'odeur très fortement accentuée de la vapeur du charbon et de plus la sortie de fumée par les bouches de chaleur placées dans ladite chambre.

Au rez-de-chaussée se trouvait un calorifère qui avait été allumé pour la dernière fois le samedi, 29 novembre, c'est-à-dire quatre jours avant l'accident. Sa construction remontait en mai 1830. Depuis longtemps, les personnes habitant le corps de bâtiment qu'il était destiné à chauffer s'étaient trouvées incommodées par la vapeur suffocante qui s'échappait des bouches de chaleur. Aussi s'étaient-elles décidées à les boucher.

Le soir même de la mort de Dumesnil, le calorifère est démoli. Il résulte du rapport de l'architecte-expert que le calorifère établi au rez-de-chaussée, dans une sellerie, avait son tuyau de fumée posé au droit d'une cheminée et ses tuyaux calorifères dans l'épaisseur du plancher bas de l'entresol entre deux solives. Ils sortaient tous ensuite par plusieurs embranchements dans la hauteur de l'entresol et d'une partie du premier pour conduire la chaleur dans les diverses pièces.

Lors donc de la démolition dudit calorifère et de tous ses accessoires, on a trouvé les deux pièces de bois entre lesquelles passaient les tuyaux de fumée et de la chambre, consumées à un tel point qu'elles s'enflammèrent au contact de l'air. Le gaz délétère se serait dans ce cas introduit dans les tuyaux mal joints, et répandus dans les chambres où ces tuyaux aboutissaient, par des bouches dépourvues de soupapes de fermeture.

Dans son rapport, Devergie attribua la carbonisation des pièces de bois à la chaleur occasionnée par le tuyau de fumée du calorifère.

Il cite l'exemple suivant à l'appui de cette présomption :

Obs. VI. — Une famille habitait le logement d'un premier de la rue de la Harpe, n° 90. Dans une arrière-boutique, placée immédiatement au-dessous, se trouvait le fourneau d'un traiteur fort occupé. Depuis longtemps les locataires du premier étage se plaignaient d'une odeur de fumée dans leurs appartements et principalement dans leur salon. Un soir, un domestique, marchant pieds nus sur le parquet, sentit un point du plancher beaucoup plus chaud que le reste, sans toutefois que la couleur ou l'apparence du parquet fussent changées. On appelle des pompiers, le parquet est ouvert et l'on trouve une très grosse poutre presque entièrement carbonisée dans l'étendue de deux pieds environ au point correspondant aux fourneaux du traiteur,

Il peut arriver que les gaz délétères résultant de la carbonisation des solives aillent exercer leur funeste influence à une distance considérable du point où se fait la combustion. Cette circonstance crée une difficulté de plus dans l'examen médico-légal. Comment s'imaginer en effet que l'asphyxie a pour point de départ une combustion lente qui s'opère au sein des solives à 5 ou 10 mètres du lieu où s'est produit l'accident.

La démolition des locaux qui permet d'en examiner la disposition, peut seule donner la clef de l'énigme.

MM. Bayard et Tardieu (1) rapportent un exemple remarquable d'asphyxie de ce genre. L'originalité du cas mérite qu'on le cite tout au long.

Obs. VII. — Les époux Drioton dirigeaient un grand établissement de marchand de vins à la Courtille. Leur appartement est composé de deux petites chambres prises sur une grande salle de bal, divisée ainsi en plusieurs pièces, dans lesquelles couchent diverses personnes de la maison. Toutes ces chambres ont donc un plancher commun, celui de la salle de bal. Ce plancher, carrelé le long des murs, est parqueté dans toute la partie du milieu.

Pendant les journées des 23 et 24 juillet, l'une de ces chambres habitée par un garçon épicier avait servi de laboratoire pour faire une grande quantité de confitures. Du feu avait été allumé à cet effet dans une cheminée en maçonnerie placée contre le mur de

(1) Rapport sur une double asphyxie par la carbonisation de poutres. Ann. d'hyg. et de méd. lég., 1re série, 1845 t. XXXIV, p. 369.

gauche. Peu de temps après le commencement de cette opération, une odeur de fumée assez forte s'était fait sentir dans les chambres voisines et notamment dans celle des époux Drioton. Le mari même en fut incommodé dans la nuit du 23 au 24. Afin d'offrir à la fumée une issue facile, les fenêtres furent ouvertes pendant toute la journée du 24. La confection des confitures était terminée, on avait complètement éteint le feu, et cependant l'odeur du charbon était encore assez marquée. Sans se rendre bien compte de la raison, Drioton se persuada que la fumée entrait par la cheminée à la prussienne posée dans sa chambre et pour lui fermer tout accès, il ferma la clef du tuyau de la cheminée.

Ce jour-là, Drioton était allé à Paris où il avait dîné. Se trouvant fatigué, il se coucha de bonne heure et sa femme ne vint le retrouver qu'à minuit. Le père qui couchait à côté d'eux, les entendit causer pendant quelques instants. Le lendemain à 7 heures et demie, les époux Drioton n'ayant point encore paru, contre leur habitude, un de leurs garçons qui couchait près d'eux et qui s'était senti indisposé à son réveil, s'empressa de monter chez eux et les trouva étendus sans vie l'un près de l'autre.

Une fumée épaisse et suffocante remplissait la chambre. En se guidant sur l'intensité de l'odeur de cette fumée, on arrive jusqu'à la chambre où avaient été faites les confitures. Un léger dégagement de fumée se faisait jour sous une plaque de fonte qui formait le foyer de la cheminée ; on enleva cette plaque et l'on vit que la maison tout entière était menacée d'incendie : cinq lambourdes soutenant le plancher étaient en partie consumées. Cette fumée, produit de la combustion lente des poutres, s'était répandue sous le parquet commun à toutes les chambres.

Il restait à expliquer comment aucune des personnes couchées dans les autres pièces, comment surtout le garçon épicier dont le lit touchait à cette cheminée même, n'avaient pas ressenti d'effets fâcheux, tandis que les époux Drioton, dont la chambre était distante de plus de 8 mètres du foyer de l'incendie, en avaient été les seules victimes. Plusieurs causes avaient amené ce résultat.

La chambre des époux Drioton est petite et basse éclairée par deux fenêtres assez étroites donnant sur le boulevard. Elle n'a qu'une porte qui ouvre dans la chambre occupée par le père Drioton, à gauche est une cheminée à la prussienne fermant hermétiquement au moyen d'une clef et d'un tablier mobile. Le lit est situé au fond d'une alcove. La chambre est parquetée, sauf du côté des fenêtres où elle est carrelée dans une petite étendue.

Il est à remarquer que les planches en plusieurs points, sont fortement disjointes. Il existe notamment auprès du lit une crevasse qui n'a pas moins de 15 centimètres de long sur 9 de large. Il est dès lors très facile de se rendre compte de la manière dont les choses se sont passées :

Cette ouverture du plancher qui mettait en communication directe la chambre de Drioton et la cavité commune régnant sous le parquet de toutes les pièces était la seule existante. La température dans la chambre de Drioton était plus élevée que dans les autres pièces ; il y a eu ainsi un appel qui a amené la fumée dans cette chambre à l'exclusion des autres. La nuit précédente, les gaz délétères s'étaient échappés par la cheminée ouverte. L'idée qu'avait eue Drioton de clore sa cheminée lui avait coûté la vie ainsi qu'à sa femme.

Nous pourrions multiplier les observations. Les Annales d'hygiène et de médecine légale contiennent un grand nombre d'exemples de cette sorte. Mais leur citation nous entraînerait trop loin et nous ferait sortir des limites que nous avons tracées à ce modeste travail. Un fait important en somme résulte des observations précédentes : c'est la possibilité d'asphyxie sans foyer apparent.

III.

SOURCES ÉLOIGNÉES DE L'ASPHYXIE.

Nous n'avons jusqu'ici considéré que les cas où le foyer se trouvait placé dans la pièce où s'est produit l'asphyxie, que cette asphyxie ait été volontaire ou accidentelle, et quelle que fût la source du gaz toxique (poêle, cheminée, poutres carbonisées, etc.). Nous allons examiner maintenant les divers cas dans lesquels les gaz délétères proviennent d'une source plus ou moins éloignée. Ces cas sont au nombre de trois :

1° Le foyer, quoique éloigné, est situé au même niveau que la pièce dans laquelle a lieu l'asphyxie.

2° Le foyer est à un étage inférieur.

3° La source du gaz provient d'un étage supérieur.

1er cas. *Le foyer est au même niveau.* — Si dans un appartement fermé et composé de pièces communiquant entre elles, se trouvent deux cheminées allumées et que le tirage de l'une d'elles soit plus énergique, celle-ci renversera le tirage de la plus faible, qui fumera. Nous avons vu de plus, en traitant des appareils de chauffage, que nombre de conditions atmosphériques pouvaient faire fumer les cheminées. Si donc dans une pièce d'un appartement dont les chambres communiquent entre elles, une seule cheminée fonctionne et que pour une raison quelconque, le tirage se trouve renversé, les produits de la combustion viendront avec la fumée se répandre dans la pièce ou est le foyer. Mais leur diffusibilité, commune à tous les gaz, pourra les entraîner dane une pièce voisine, ainsi que le prouve le fait suivant :

Obs. VIII (inédite) (1). — En 1871 au mois de janvier, deux personnes furent trouvées mortes au 5e étage de la maison n° 3 du boulevard Saint-Germain. La chambre à coucher communiquait par une porte entr'ouverte avec une salle à manger dans laquelle se trouvait un poêle, lequel s'abouchait à la cheminée

(1) Communiqué par M. le Dr G. Bergeron.

par un tuyau coudé. Sur ce poêle étaient placés une bouillotte et un vase contenant de la graine de lin. Sur une table voisine on voyait les restes d'un repas. Dans la chambre à coucher, on constata qu'on n'avait pas fait de feu dans la cheminée. Le poêle de la salle à manger chauffait ordinairement les deux chambres.

On crut tout d'abord à un empoisonnement accidentel soit par les champignons, soit par des vases mal étamés. Mais il n'y avait aucune trace de vomissements dans la chambre, et à l'autopsie des deux cadavres on constata non seulement des taches rosées à la surface du corps, mais encore la coloration rouge vif du sang veineux.

Bien qu'on fût donc en droit de conclure à une double asphxyie accidentelle par les vapeurs du charbon, le juge d'instruction crut devoir faire examiner les viscères ainsi que les débris provenant du repas. L'analyse chimique qu'on en fit ne révéla aucune trace de poison.

Il faisait à cette époque de l'année un froid très vif et, pour se garantir de ce froid, les victimes avaient soigneusement calfeutré les portes et les fenêtres.

Les produits de la combustion avaient été, par suite d'une perturbation atmosphérique quelconque, refoulés dans la salle à manger et s'étaient répandus par diffusion dans la chambre à coucher.

2e cas. *Le foyer est à un étage inférieur.* — Les vapeurs du charbon sont plus légères que l'air quand elles sont chaudes, mais plus lourdes que lui au contraire quand elles sont refroidies. Supposons donc un foyer placé au 1er étage d'une maison, les produits de la combustion s'élèvent dans le tuyau de la cheminée et se refroidissent suffisamment avant d'être rejetés au dehors. Si donc dans le trajet ascendant qu'ils parcourent ils rencontrent l'orifice d'un tuyau embranché au premier et appartenant à une cheminée d'un étage supérieur, il peut arriver qu'ils suivent cette nouvelle voie plus naturelle du reste, puisqu'il faudrait une dépense de force pour les conduire sur le toit de la maison, et qu'ils aillent se répandre dans la pièce où se trouve cette cheminée. Cet effet sera encore plus accentué si dans une chambre voisine de cette pièce, et en communication avec elle, se trouve un foyer en activité. Celui-ci, surtout si les portes et fenêtres ferment exactement, puisera pour effectuer son tirage de l'air vicié à la cheminée de l'étage inférieur par l'intermédiaire du conduit de fumée de la première pièce. Les observations suivantes réunissent les conditions dans lesquelles l'asphyxie a pu se produire par ce mécanisme. La première, consignée par Ollivier d'Angers dans un rapport qu'il fut chargé de faire avec M. d'Arcet au conseil de salubrité, est résumée dans les Annales d'hygiène (1). Nous la reproduisons ici :

Obs. IX. — *Asphyxie par la vapeur du coke.* — M. W..., locataire d'une maison où sont établis les bains, rue du Colysée, 19, couchait dans une chambre du premier étage donnant sur le jardin. Le fourneau

(1) Ann. d'hyg. publ. et de méd. lég., 1841, 1re série, t. XXV, p. 291.

et la chaudière où l'on chauffe l'eau des bains sont placés au-dessous de sa croisée, et le recouvrement de la chaudière se trouve au niveau du plancher de la chambre de M. W..., c'est-à-dire du premier étage. La cheminée de cette chambre est placée à droite de la croisée qui ouvre sur le jardin. M. W... n'y faisait jamais de feu ; mais comme il s'était aperçu à plusieurs reprises qu'il s'en dégageait des odeurs désagréables, afin de s'en garantir, il l'avait *incomplètement* bouchée avec une botte de foin et de fougère.

La porte d'entrée de cette chambre ferme mal. Elle est surmontée d'un chassis ouvert non vitré et aboutit à un couloir où s'ouvre la porte d'une autre pièce dans laquelle W... faisait du feu. La porte de cette pièce qui donne sur la rue ferme aussi très mal. Enfin en face de la cheminée de la chambre à coucher déjà indiquée est une autre porte très mal jointe sous laquelle est un assez large intervalle. Cette seconde porte communique avec une chambre occupée par M. L... de C. La cloison qui sépare ces deux chambres est en briques sur côtes.

Dans la nuit du 2 au 3 décembre W... s'était couché sans qu'il y eût de feu allumé dans sa chambre. M. L. resta au contraire toute la soirée devant son feu. Le lendemain W... est trouvé mort dans son lit et l'autopsie démontra tous les caractères de l'asphyxie par le charbon. M. L... ne descendant pas de chez lui, on monta à sa chambre par la croisée du jardin. Il était dans son lit, donnant à peine quelques signes de vie et dans l'état d'un individu dont l'asphyxie est imminente. Une saignée abondante le sauva.

Description de l'état des lieux. — La chaudière dans laquelle on fait chauffer l'eau des bains a son foyer dans son intérieur. Les produits de la combustion parcourent un double serpentin couvert d'eau avant de se rendre dans la cheminée du fourneau. On ne brûle que du coke dans ce fourneau. La cheminée de ce fourneau est en fonte et s'élève d'abord verticalement à l'extérieur de la maison jusqu'à la hauteur de huit ou dix mètres. Là il se continue avec un tuyau de tôle incliné qui s'ouvre au dessus du toit de la maison dans la cheminée de la chambre où couchait M. W... Nous avons dit que ce dernier avait bouché sa cheminée pour se garantir des mauvaises odeurs qui s'en dégageaient.

Dans la chambre voisine, celle de M. L..., est une cheminée dans laquelle du feu est habituellement allumé. Cette cheminée se trouve presque en face de la porte de communication intermédiaire à la chambre de M. W... et à celle de M. de L.... L'air nécessaire au tirage de cette cheminée pénètre dans cette chambre principalement par dessous la porte de communication dont nous parlons, laquelle ferme très mal, et par une prise d'air pratiquée dans le plafond du salon de réception des bains, salon qui se trouve au-dessous de la chambre occupée par M. de L...

Cette disposition des lieux indiquée, rien de plus simple que de démontrer la cause de l'accident :

A une heure avancée de la soirée, vers minuit, le coke qui finissait de brûler ne donnait plus que de l'acide carbonique sans mélange d'acide sulfureux, par conséquent inodore. Ce gaz se trouvait refroidi dans le serpentin ; il se refroidissait encore davantage dans le tuyau de fonte servant de cheminée qui est placé en dehors du bâtiment et par conséquent exposé à une température assez froide. Ce gaz arrivait presque froid dans le haut de la cheminée de M. W... et tombait nécessairement soit par l'effet seul de sa gravité spécifique plus grande que celle de l'air, soit par suite de l'appel que la cheminée de M. de L... opère sur l'air de la chambre de M. W... par les joints mal clos et par l'intervalle très large existant au-dessous de la porte de communication de ces deux chambres.

C'est ainsi que M. W... a dû être asphyxié le premier, et complètement, tandis que M. L.. . n'a été atteint que plus tard et s'est trouvé placé dans des conditions moins favorables à une asphyxie prompte.

Ajoutons que la prise d'air chaud faite dans le salon de bains pour le service de la ventouse de la cheminée de M. L... a dû continuer à faire appel dans cette cheminée après que le feu y a été atteint, ce qui a entretenu l'afflux du gaz délétère dans les deux chambres tant qu'il y a eu du coke allumé dans le fourneau.

La seconde observation, très curieuse, que nous devons à l'obligeance de M. le Dr Bergeron, est relative à un cas de double asphyxie provoquée par un poêle fonctionnant à un étage inférieur.

Obs. X (inédite). — En avril 1874, deux jeunes gens nouvellement mariés furent trouves morts dans leur lit, à Châteauroux. La chambre à coucher était située au premier étage d'une maison dont le rez-de-chaussée servait à l'exploitation d'un magasin de nouveautés. Il n'avait point été fait de feu dans la chambre à coucher, mais le foyer était préparé pour allumer du feu le matin, au moment du lever. C'est en pénétrant dans la chambre pour éveiller ses maîtres que la servante les trouva morts. A cette occasion, le procureur de la République et le juge d'instruction me demandèrent à Paris par dépêche et l'autopsie fut pratiquée le surlendemain.

Lésions cadavériques. — Sur les deux cadavres, qui avaient conservé encore un reste de chaleur et de rigidité, nous constatâmes des taches larges, rosées, aux cuisses, à la poitrine et au bas-ventre. La femme était remarquablement pâle et comme exsangue. Le mari avait le visage congestionné; il avait dû chercher à sortir hors du lit, car on l'avait trouvé à moitié penché vers le parquet. Les poumons présentaient une coloration rouge intense, et il existait des suffusions sous-pleurales. Le sang était d'un rouge vif.

Notre opinion fut qu'il s'agissait là d'un empoisonnement accidentel par l'oxyde de carbone. Cependant, les magistrats crurent devoir faire procéder à l'analyse des viscères ; cet examen, confié à M. Lauth, ne donna aucun résultat. Notre hypothèse étant donc seule admissible, il restait à découvrir la source des gaz toxiques. Or, dans toute la maison, on n'avait fait du feu que dans un poêle chauffant un arrière-magasin, lequel n'était pas immédiatement au-dessous de la pièce occupée par les deux époux.

Une expérience ingénieuse fut faite par les soins du juge d'instruction et du médecin de Châteauroux : on tint allumé pendant deux jours le poêle de l'arrière-magasin; on le laissa ensuite refroidir et on mit dans la chambre des victimes un lapin et deux cochons d'Inde. Ces animaux moururent asphyxiés. Il n'y avait donc aucun doute possible. La mort avait bien été le résultat d'une asphyxie par l'oxyde de carbone, et ce gaz provenait évidemment du poêle de l'arrière-magasin. Comment avait-il pénétré dans la chambre?

Le tuyau du poêle s'abouchait à une cheminée dont le conduit de fumée était commun à plusieurs cheminées, entre autres à celle de la chambre à coucher. Les gaz délétères refroidis étaient fort probablement tombés dans la pièce en vertu de leur poids. Nous ne pûmes trouver aucune explication plus plausible de cet accident.

L'observation suivante, rapportée dans les Annales d'hygiène par M. d'Arcet et citée par Devergie (1), est encore un exemple très remarquable d'asphyxie accidentelle provoquée par les émanations d'unfoyer situé à un étage inférieur.

Obs. XI. — « M. d'Anglès, dit M. d'Arcet, étant préfet de police, me pria un jour à 6 heures du matin, d'aller examiner au coin du boulevard et de la rue de Bondy un appartement dans lequel deux dames de sa connaissance avaient été asphyxiées pendant la nuit.

(1) Médecine légale, t. III, p. 90.

Je reconnus facilement la présence de l'acide carbo nique.

« Cherchant par où ce gaz avait pu pénétrer dans la chambre à coucher de ces dames, je trouvai qu'il était entré par le poêle de la salle à manger où l'on n'avait pas fait de feu depuis longtemps (il suffisait d'approcher une chandelle allumée de la porte du poêle pour qu'elle s'y éteignit); qu'il avait pénétré dans la chambre à coucher par suite de l'appel de la cheminée de cette chambre.

« Le propriétaire questionné, me dit que la cheminée où donnait le tuyau du poêle dépendait du logement d'un dentiste qui occupait le premier étage. J'allai sonner à la porte de ce dentiste; il vint lui-même m'ouvrir; il avait des pincettes à la main et avait passé la nuit à cuire des dents artificielles dans un fourneau à coupelles chauffé au charbon de bois, et avait ainsi donné lieu à l'asphyxie des deux dames qui logeaient au-dessus de lui. »

3me Cas. — *Le foyer est a un étage supérieur.* — Ce cas, plus rare que les précédents, peut se produire cependant en vertu du mécanisme que nous avons indiqué au commencement de ce chapitre. Les gaz provenant de la combustion, s'élèvent dans le conduit de fumée. Si dans leur trajet ils rencontrent l'orifice d'un autre tuyau abouché au premier et appartenant à une cheminée d'un étage inférieur, ils peuvent, s'ils sont refroidis, s'engager dans ce tuyau et descendre dans la pièce dont cette cheminée est tributaire.

Obs. XII (inédite, 1). — En 1867, au mois de juillet, deux personnes, le mari et la femme, furent trouvées un matin, la femme morte et le mari sans connaissance. Il n'y avait pas eu de feu allumé dans la chambre à coucher ; il n'existait aucune fuite de gaz dans l'appartement et l'étage inférieur était occupé par les bureaux d'une maison de banque. On crut à un empoisonnement, à une double tentative de suicide, etc. Les magistrats firent procéder à l'autopsie et à l'examen chimique des organes.

Il n'y avait pas de taches rosées à la surface du corps. Le sang veineux était rutilant. L'examen du sang au spectroscope permit de conclure, autant que peut le faire présumer cette sorte d'opération, à un empoisonnement par l'oxyde de carbone. Telle fut l'opinion des experts qui étaient M. Tardieu, G. Bergeron et Roussin. Ces médecins légistes attribuèrent la cause de l'asphyxie à l'existence à l'étage supérieur d'un fourneau fonctionnant seulement le jour, et destiné à chauffer des fers servant à une industrie de chapellerie de paille. Les architectes experts en effet avaient constaté des fissures entre le plafond de la pièce où l'accident avait eu lieu et le plancher de l'étage supérieur.

Discussion des faits. — L'accident dans ce cas eut lieu en été, alors qu'on ne faisait du feu dans aucune pièce de l'appartement sauf, dans la cuisine qui était très éloignée et séparée en quelque sorte du corps de

(1) Communiquée par M. le Dr Bergeron.

logis principal. Le seul foyer qui fut en activité dans la maison était le fourneau de l'étage supérieur. Cet appareil de chauffage était donc la seule source possible du gaz toxique. Comment l'oxyde de carbone avait-il pu descendre dans la pièce inférieure? Probablement pas les fissures déjà mentionnées, en vertu de son poids, car il faut noter que le fourneau ne fonctionnant que le jour, les gaz se refroidissaient la nuit et devenaient ainsi plus lourds que l'air.

L'observation ultérieure démontra du reste qu'il s'agissait bien là d'une asphyxie par l'oxyde de carbone. Le mari survivant présenta pendant plusieurs mois des accidents nerveux, tremblements, douleurs névralgiques, paralysie de l'avant-bras droit, vertiges, bourdonnements d'oreille, etc., qui peuvent être considérés comme la conséquence de l'asphyxie par les vapeurs du charbon.

Les obsersations précédentes montrent combien sont variées les circonstances dans lesquelles peut se produire l'asphyxie accidentelle par la vapeur du charbon; la multiplicité des causes capables de causer cet accident, en explique la fréquence. Si l'on considère d'autre part que ces accidents se produisent ordinairement pendant la nuit, on ne sera pas étonne que les victimes se trouvent le plus souvent dans l'impossibilité absolue de se soustraire à l'influence pernicieuse du gaz toxique. Ou bien, le malade endormi succombe sans se réveiller ou bien, s'il est réveillé, il ressent les premiers symptômes bien avant de reconnaître le danger. Quand il l'a reconnu il est trop tard et ses forces l'ont déjà abandonné. Le plus souvent du reste, la personne empoisonnée n'a pas conscience du danger qu'elle court; elle attribue la céphalalgie, la pesanteur de tête qui marquent le début de l'asphyxie à une toute autre cause qu'un empoisonnement. Cela est si vrai, que les individus dont nous parlons dans notre VIIIe observation avaient commencé à ressentir les effets du poison dans la journée, sans chercher à s'y soustraire. Ils n'ont pas été surpris pendant leur sommeil. Les perquisitions qui furent faites dans leur chambre le matin de l'accident firent voir qu'ils s'étaient levés de leur lit pour préparer des médicaments destinés, sans doute, à calmer les douleurs de tête qu'ils éprouvaient.

Cette ignorance absolue de la part des victimes, du danger qu'elles courent, est expliquée aisément par ce fait que le gaz oxyde de carbone n'exhale aucune odeur appréciable. L'asphyxie par le gaz de l'éclairage est bien moins fréquente, car son odeur est caractéristique. Si le gaz de l'éclairage était inodore, on aurait un bilan annuel considérable d'asphyxies de ce genre et il est certain que l'odeur du gaz de l'éclairage a plus d'une fois sauvé la vie à nombre d'individus. Aussi nous rangeons-nous absolument à l'avis de M. le professeur Bouchardat auquel nous avons entendu dire bien des fois qu'il faudrait énergiquement s'opposer à l'emploi de moyens industriels destinés à désinfecter le gaz de l'éclairage, son odeur offensive était la cause de son innocuité relative.

Une remarque commune aux observations inédites que nous avons consignées dans notre travail est la suivante. Les magistrats ont cru devoir, dans chacun de ces cas. faire procéder à l'analyse chimique des organes. Les lésions cadavériques permettaient en effet au médecin de conclure à la probabilité d'un empoisonnement par l'oxyde de carbone sans qu'il lui fût possible cependant de l'affirmer avec une certitude absolue. La rutilance du sang peut exister dans l'empoisonnement par les cyanures, les taches rosées ne sont pas constantes, l'examen du sang, au spectroscope ne peut plus être fait avec succès longtemps après la mort.

Il faudrait pour pouvoir conclure légitimement à un empoisonnement par l'oxyde de carbone, rechercher et isoler le gaz contenu dans le sang absolument comme on le fait pour le phosphore, l'arsenic ou le plomb.

En résumé :

L'asphyxie par la vapeur du charbon est un mode de suicide fréquemment employé par les femmes.

La clôture préalable de la pièce n'est pas indispensable à la production de l'asphyxie.

L'asphyxie accidentelle peut-être produite soit par les appareils de chauffage situés dans la pièce même où a eu lieu l'accident, soit par la carbonisation fortuite des poutres et des solives qui entrent dans la construction des bâtiments et qui peuvent s'enflammer spontanément, si elles sont surchauffées.

La source du gaz toxique est quelquefois fort éloignée de l'endroit où s'est produit l'asphyxie. Trois cas peuvent se présenter : 1° Le foyer est au même niveau, mais à une certaine distance de la pièce dans laquelle sont venus se répandre les gaz toxiques ; 2° il est a un étage inférieur ; 3° il est à un étage supérieur.

Les cas d'asphyxie accidentelle sont nombreux. Cela tient, d'une part, à la multiplicité des causes capables de la provoquer, d'autre part à l'ignorance de la part des victimes du danger qu'elles courent, ou à l'impossibilité dans laquelle elles se trouvent de s'y soustraire. Le gaz oxyde de carbone, en effet, n'a aucune odeur qui vienne révéler sa présence. Cette particularité explique la rareté relative de l'asphyxie par le gaz de l'éclairage dont l'odeur caractéristique avertit du danger.

Les lésions cadavériques de l'asphyxie par le charbon ne sont pas exclusivement caractéristiques de ce genre de mort. Elles sont communes à d'autres empoisonnements. Aussi ne peut-on conclure avec une certitude absolue, en présence du cadavre qui présenterait ces lésions, à un empoisonnement par l'oxyde de carbone, et serait-il nécessaire de procéder dans les cas d'asphyxie par le charbon comme dans tout autre empoisonnement, et d'isoler le gaz toxique comme on le ferait s'il s'agissait du phosphore, de l'arsenic ou du plomb.

INDEX BIBLIOGRAPHIQUE.

Boutmy. — « Le poêle américain et ses dangers » Annales d'hyg. publ. et de méd. lég., n° 18, 3e série, juin 1880, p. 480.

Boyer (de). — Asphyxie par l'oxyde de carbone après éruption du chauffage mobile. Communication à la Société clinique, séance du 21 octobre 1880 (France médicale du 25 nov. 1880).

Carret. — Rapport sur les épidémies qui ont sévi dans l'arrondissement de Chambéry pendant l'hiver de 1865. (Bulletin de l'Académie de médecine, 1865-66, t. XXXI, p. 1044 et mém. de l'Académie de méd., 1867-68, t. XVIII, p. 606).

Chevallier. — Des accidents déterminés par les gaz résultant de la combustion du bois et du charbon (Annales d'hyg. et de méd. lég., 1864, 2e série, t. XXII.

Cl. Bernard. — Leçons sur les effets des substances toxiques et médicamenteuses pratiques, t. VII, art. Chauffage. Dict. encyclopédique des sciences médicales, t. XXV, p. 554, art. Chauffage et art. Charbon, t. XV, p. 349.

Devergie. — Médecine légale thoracique et pratique, 3e édit., 1852, t. III.

Ebelmen. — Dictionnaire des arts et manufactures (article combustibles).

Lacassagne. — Precis de médecine judiciaire, Paris, 1878.

Leblanc. — Annales de physique et de chimie, 3e série, t. V, . 223.

Michel Lévy. — Traité d'hygiène publique et privée, 5e édition, 1869.

Tardieu et Bayard. — Rapport sur une double asphyxie par la carbonisation des poutres (Ann. d'hyg. publ. et de méd. lég., 1845, t. XXXIV, p. 369).

Wurtz. — Dictionnaire de chimie.

TABLE DES MATIÈRES

A. PARENT, imprimeur de la Faculté de Médecine, rue M.-le-Prince, 31

www.ingramcontent.com/pod-product-compliance
Ingram Content Group UK Ltd.
Pitfield, Milton Keynes, MK11 3LW, UK
UKHW021502260726
13993UKWH00004B/1523